LA

PARALYSIE FACIALE HYSTÉRIQUE

EN PARTICULIER

CHEZ L'ENFANT

PAR

Le Dr Albert ASTRUC

ANCIEN INTERNE LAURÉAT DE L'HOPITAL CIVIL DE VERSAILLES

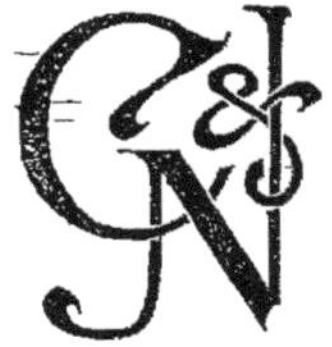

PARIS

GEORGES CARRE ET C. NAUD, ÉDITEURS

3, RUE RACINE, 3

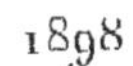

1898

LA

PARALYSIE FACIALE HYSTÉRIQUE

EN PARTICULIER

CHEZ L'ENFANT

PAR

Le Dr Albert ASTRUC

ANCIEN INTERNE LAURÉAT DE L'HOPITAL CIVIL DE VERSAILLES

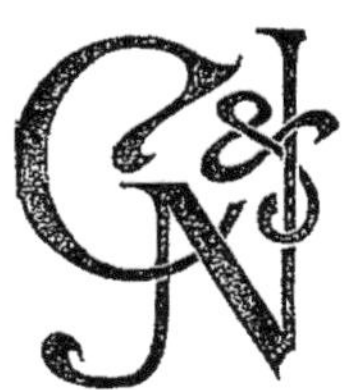

PARIS

GEORGES CARRÉ ET C. NAUD, ÉDITEURS

3, RUE RACINE, 3

—

1898

A MES PARENTS

A MON ONCLE H. HEIMBURGER

DOCTEUR EN DROIT

AVOCAT A LA COUR D'APPEL DE PARIS

A MES MAITRES DANS LES HOPITAUX

A MA FAMILLE

A MES AMIS

A MON PRÉSIDENT DE THÈSE

MONSIEUR LE PROFESSEUR RAYMOND

PROFESSEUR DE CLINIQUE DES MALADIES NERVEUSES
A LA FACULTÉ DE MÉDECINE DE PARIS
MÉDECIN DE LA SALPÊTRIÈRE

AVANT-PROPOS

Nous ne saurions commencer l'étude de notre sujet sans avoir remercié tout d'abord les maîtres qui nous ont entouré de leurs sages conseils dans les Hôpitaux de Paris et à l'Hôpital civil de Versailles auquel nous avons été attaché pendant quatre années comme interne.

Nous offrirons notre premier témoignage de reconnaissance à MM. les Drs GINGEOT, DE BEURMANN, André PETIT et GIRODE, qui nous ont assisté dans le début de nos études médicales.

A Versailles nous avons suivi comme interne les services de MM. les Drs DE LAURÉAL, LAURENT, DE FOURMESTRAUX (médecins), et ceux de MM. les Drs GODEFROY, Paul GODEFROY, BROUSSIN, PARELLE et VILON (chirurgiens). Nous sommes heureux d'avoir l'occasion de leur apporter ici le témoignage de notre sincère reconnaissance pour les précieux enseignements qu'ils n'ont cessé de nous prodiguer pendant notre long internat.

Nous remercions plus particulièrement MM. les Drs LAURENT, DE FOURMESTRAUX et BROUSSIN des marques de sympathie qu'ils nous ont souvent données. Nous sommes honoré de la confiance que nous a montrée M. le Dr DE FOURMESTRAUX en nous chargeant à plusieurs reprises de le remplacer dans sa clientèle.

Nous remercions notre ami le Dr CHASTENET (de Puteaux) d'avoir bien voulu nous donner des détails sur les antécédents héréditaires de la malade, qui fait le sujet de notre thèse inaugurale, de l'avoir étudiée avec nous et d'en avoir surveillé tout particulièrement le traitement.

M. le Pr RAYMOND a bien voulu nous faire l'honneur de présider notre thèse ; nous lui offrons le témoignage de notre sincère reconnaissance.

INTRODUCTION

Le lundi 1er août 1898, Mme veuve P..., accompagnée de sa petite fille, vint nous consulter au sujet d'un accident survenu à son enfant. Nous remplacions alors notre excellent ami le Dr Chastenet dans sa clientèle à Puteaux.

En entrant dans le cabinet de consultation, l'enfant se met à sourire, et nous constatons aussitôt qu'elle est atteinte de paralysie faciale du côté gauche. Nous interrogeons la mère sur les diverses causes susceptibles d'avoir occasionné cette paralysie. Ne trouvant pas dans l'histoire de la malade de cause autre qu'une émotion forte qu'avait eue l'enfant la veille de l'accident, à l'exemple de Sydenham, nous nous sommes demandé si cette paralysie n'était pas une manifestation de l'hystérie.

Nous fîmes des recherches sur les antécédents personnels et héréditaires de l'enfant et nous fûmes amené à conclure que, née d'un père alcoolique et d'une mère hystérique, de plus hystérique elle-même, nous avions affaire à une paralysie faciale hystérique chez une enfant de sept ans.

Considérant cette observation digne d'intérêt, nous avons résolu d'en faire le sujet de notre thèse inaugurale. Sans avoir la prétention d'apporter des idées nouvelles, nous serons heureux si nous avons réussi à mettre en relief la paralysie faciale hystérique chez l'enfant, considérée jusqu'ici comme non digne d'intérêt.

Après avoir rapporté notre observation personnelle, nous donnerons les diverses observations que nous avons pu recueillir.

Puis nous donnerons la définition de la paralysie hystérique, et nous verrons dans le chapitre de l'étiologie l'importance qu'il y a lieu d'attribuer aux antécédents héréditaires et personnels.

Dans le chapitre de la symptomatologie et du diagnostic, nous nous efforcerons d'apporter le plus de précision possible dans la description des symptômes ; nous montrerons l'importance du diagnostic de la cause de la paralysie chez l'enfant.

Les théories sur la pathogénie de la paralysie hystérique, émises autrefois s'étant accrues de théories récentes et originales, nous avons résolu d'en faire un chapitre particulier.

Nous étudierons le pronostic et son importance chez l'enfant dans un avant dernier chapitre.

Enfin nous donnerons en dernier lieu l'état actuel du traitement de l'hystérie infantile, et nous décrirons les divers moyens à employer contre une de ses manifestations : la paralysie faciale.

Observation (Personnelle)

Le samedi 30 juillet 1898, Rose P..., âgée de 7 ans, allait quitter l'école, lorsqu'à la suite d'une étourderie qu'elle commit sur les rangs, la maîtresse lui infligea comme punition une retenue jusqu'à six heures du soir. La tante de l'enfant, selon son habitude, était venue la chercher. Plusieurs fois déjà l'enfant avait été ainsi punie par la maîtresse, mais la tante intercédait et la punition était toujours levée. Après avoir demandé à la maîtresse d'école la cause de la nouvelle retenue infligée à sa petite nièce, la tante jugea la faute suffisante pour que l'enfant subît la peine infligée, et partit seule de l'école, après avoir fait quelques réprimandes à Rose. Très mécontente de se voir ainsi punie, Rose versa d'abondantes larmes. Elle rentra dans la soirée chez ses parents, boudeuse et énervée ; elle mangea peu et fut couchée de bonne heure. Pendant la nuit, son sommeil fut très agité et le lendemain matin Rose à son réveil prononça ces paroles : « Maman, je louche ».

La mère accourut auprès de la fillette et constata, en effet, que l'enfant avait « les yeux tournés en dedans ». Puis, l'examinant de plus près, elle s'aperçut qu'en outre le côté droit de la face était dévié, et que la joue gauche était tombante.

Le strabisme ayant cessé dans la matinée, la mere pensa que tout rentrerait dans l'ordre et ne s'en inquiéta pas tout d'abord. Le lendemain, constatant qu'aucune amélioration n'était survenue du côté de la face, la mère résolut de nous consulter à ce sujet.

Nous examinons l'enfant avec soin et nous constatons les symptômes suivants :

Les muscles du côté gauche de la face sont dans un état de relâchement permanent ; la joue gauche est pendante. La commissure labiale du même côté est plus basse que du côté droit. Il est impossible à l'enfant de souffler et de siffler. La fillette prononce avec peine les labiales et a assez de difficultés pour mastiquer les aliments du côté gauche de la mâchoire, et surtout pour boire. L'aile gauche du nez est flasque et battante. Le clignement réflexe de l'œil du même côté est aboli ; les larmes s'écoulent de temps en temps sur la joue ; de plus, l'œil est incomplètement recouvert par la paupière supérieure, et il reste ouvert pendant le sommeil de l'enfant. La paupière présente une légère bouffissure. La joue paralysée est un peu douloureuse ; elle présente un peu de rougeur et nous constatons de l'anesthésie de la région.

La commissure labiale est tirée en haut du côté droit. Cette déviation très manifeste au repos s'accentue lorsque l'enfant parle ou rit.

Malgré nos efforts, il a été impossible d'examiner l'état du voile du palais. Nous avons recherché si la langue présentait quelques particularités au sujet du goût, mais nous ne pouvons attacher d'importance aux réponses vagues données par l'enfant, qui d'ailleurs se prêtait très peu à l'examen.

Nous n'avons pas constaté de déviation de la langue. L'excitabilité électrique était diminuée.

Avant de conseiller un traitement, il importait de savoir exactement à quelle cause était due cette paralysie faciale.

Nous ne pouvons imputer au froid de pareils désordres, car nous avons visité nous-même le logement de Mme P... et nous avons constaté que les ouvertures se trouvant du même côté, il est très difficile d'obtenir un courant d'air. De plus, les fenêtres étaient fermées pendant la nuit qui a précédé l'accident, et elles n'ont été ouvertes qu'après le réveil de la petite Rose.

Nous n'avons pas noté trace de traumatisme dans les commémoratifs.

Nous avons bien pensé à une affection de l'oreille, mais nos recherches sur ce sujet nous ont permis d'écarter cette cause : en effet, nous ne relevons aucun symptôme d'otite d'aucune sorte, chez notre petite malade ; jamais elle n'a présenté de troubles de l'audition, ni de pesanteur du côté gauche de la tête, ni de bourdonnements d'oreille ; de plus, elle n'a jamais eu de douleurs locales, ni d'écoulement de pus par le conduit auditif externe.

Nous n'avons pas trouvé de traces de syphilis dans les antécédents. Le Dr Chastenet, qui a donné ses soins depuis plus de six ans au père et à la mère de l'enfant, nous assure qu'il n'a constaté chez eux aucun symptôme de cette diathèse. De plus, la petite fille ne présente pas de stigmates de l'hérédo-syphilis (en supposant que l'infection remonte à une génération plus ancienne).

Nous n'avons pas noté de maladie infectieuse antérieure à la maladie.

Pourrait-on songer à une intoxication alcoolique ? Désireux de posséder un diagnostic ferme, nous avons fait également des recherches sur ce sujet, et nous avons été amené à repousser cette hypothèse.

Un examen minutieux des urines nous a fait éloigner l'idée du diabète comme cause de cette paralysie.

Nous n'avons pas trouvé de traces d'albumine.

Pas de rhumatisme dans les antécédents personnels et héréditaires de la petite Rose.

Après avoir passé en revue ces divers facteurs, et ne trouvant pas en eux une explication des phénomènes constatés, nous avons alors pensé à la cause nerveuse, et c'est avec le plus grand soin que nous avons examiné l'enfant à ce point de vue, en nous conformant aux données de M. R. Saint-Philippe (1) sur la symptomatologie de l'hystérie chez l'enfant.

La petite Rose présente des phénomènes de l'hystérie larvée et de l'hystérie commençante de M. R. Saint-Philippe : c'est une enfant grande, maigre, ayant souvent les yeux creux et cernés, au dire de sa mère.

Elle est menteuse, fantasque, capricieuse et volontaire.

---

(1) Traité des maladies de l'enfance GRANCHER COMBY MARFAN, 1898, t. IV.

Elle est jalouse de ses frères, très impressionnable, peureuse, son appétit est médiocre ; ses urines sont blanches (nerveuses).

Elle a souvent des terreurs nocturnes, des cauchemars, souvent elle a aussi des hallucinations de l'ouïe : « maman, on frappe à la porte... » dit-elle souvent ; et chaque fois sa mère est obligée de la rassurer.

Elle a eu des crises de hoquet et de bâillement ; étant plus jeune elle eut des convulsions.

Après avoir trouvé ces symptômes chez la petite Rose, nous nous sommes cru autorisé à affirmer que nous étions bien en présence d'une enfant hystérique.

D'ailleurs nous ne sommes nullement étonné de trouver tous ces symptômes chez un sujet possédant les antécédents héréditaires que nous signalons :

Le père de Rose, alcoolique, est mort en 1895 cachectique.

Sa mère présente des troubles nerveux : absence du réflexe pharyngien, sensation de boule, ballonnement du ventre, sans cause apparente ; rétrécissement du champ visuel ; zones d'anesthésie et d'hyperesthésie ; de plus on note chez elle différents symptômes qu'on peut rapporter à l'éthylisme.

La petite malade a un frère, âgé de 20 ans, qui a toujours été bien portant ; elle a une sœur âgée de 18 ans qui est très nerveuse : elle présente des crises de bâillement, des crises de larmes ; elle a eu de légères attaques d'hystérie. Les règles sont très irrégulières.

Trois autres enfants sont morts : l'un à 4 ans, le second à 5 ans, le dernier à 10 mois, dans des crises convulsives, au dire de la mère.

Avec de tels antécédents, il eût été bien difficile que Rose échappât à la névrose.

Du 1er au 15 août, nous fîmes des séances d'électricité faradique trois fois par semaine. Nous avons conseillé en outre les longues promenades, et nous avons ajouté le bromure de potassium à la dose de 40 centigrammes par jour. Suppression du café et du vin. Lait comme boisson. De plus chaque fois que nous vîmes la malade, nous nous efforçâmes de la suggestionner à l'état de veille. Mais nous nous trouvions dans de mauvaises conditions : il eût été nécessaire d'enlever la petite Rose au milieu dans lequel elle se trouvait : sa famille d'abord, qui ne présentait pas assez de fermeté, et ses petites camarades d'école qui prenaient un malin plaisir à se moquer d'elle. Nous avons songé à l'envoyer à l'hôpital, mais nous nous sommes heurté à la mauvaise volonté de la mère, et force nous a été de continuer le traitement à domicile.

Sous l'influence de ce premier traitement, l'état général s'améliora très sensiblement, mais la paralysie resta stationnaire. Toutefois la mère nous indiqua des rémissions dans les phénomènes parétiques, suivis de phases de recrudescence.

Le 15 août, le Dr Chastenet reprit les soins. Après discussion, nous résolûmes, le docteur et moi, de soumettre l'enfant à l'antipyrine. Pendant 7 jours l'enfant prit régulièrement 2 grammes d'antipyrine par jour ; de plus on lui fit quelques lotions tièdes le matin.

Ce traitement amena une atténuation notable des phénomènes parétiques ; mais la mère impatiente de voir la maladie se prolonger si longtemps, résolut d'envoyer sa fille à la campagne chez une de ses parentes, espérant qu'elle n'aurait qu'à bénéficier de cet éloignement. Depuis, l'état serait resté stationnaire, avec des phases d'amélioration et de recrudescence des phénomènes parétiques.

OBSERVATIONS

Observation I

Neumann (*Archives de neurologie*, 1887).

Mlle M..., âgée de 15 ans, vient nous consulter le 9 juillet 1884. Antécédents de famille : père bien portant ; mère nerveuse, a souvent des crises convulsives s'accompagnant de perte de connaissance ; frère a eu la chorée ; antécédents personnels : nervosisme très marqué. Convulsions dans l'enfance. Paralysie faciale du côté gauche datant d'il y a huit jours et survenue, d'après ce que nous dit la mère, à la suite d'un refroidissement ; la jeune fille, après avoir eu chaud, est restée sur un balcon pendant une heure exposée à un courant d'air très vif. Le lendemain douleurs lancinantes derrière l'apophyse mastoïde, le surlendemain se manifestent tous les signes de la paralysie faciale du côté gauche ; l'hémiplégie est totale. — *Réactions électriques normales*. — Guérison complète au bout de cinq semaines.

Observation II (1)

Charcot (Policlinique du mardi, 17 janvier 1888)

J'ai connu en particulier une famille israélite — vous savez que les familles israélites nous fournissent les plus beaux sujets

(1) Bien que l'observation de l'enfant dont il s'agit n'ait pas été donnée en

d'études relatives à l'hérédité énerveuse et arthritique — j'ai connu, dis-je, une telle famille, dont l'histoire pathologique peut être résumée dans le tableau suivant :

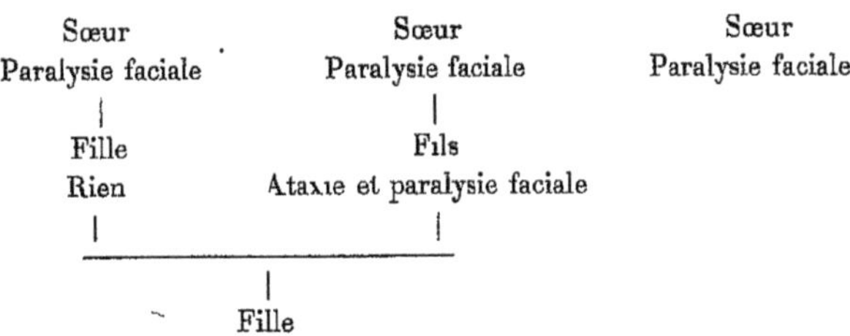

Trois sœurs ont été atteintes de paralysie faciale périphérique qu'elles ont attribuée naturellement toutes les trois à un courant d'air.

La sœur aînée marie sa fille au fils de la deuxième sœur, celui-ci devient ataxique et présente à une certaine époque une paralysie faciale qui a guéri. Une fille issue de ce mariage, vers l'âge de 14 ans, à la suite de scarlatine, a été prise de chorée d'abord, puis un peu plus tard de paralysie faciale.

Observation III (1)

Charcot (Policlinique du mardi, 18 juin 1888 et du 20 novembre 1888).

M. Charcot. — Quel âge avez-vous, mon garçon ?

Le malade. — Quinze ans.

M. Charcot. — Il est atteint de paralysie faciale périphérique,

---

détail, nous avons tenu à reproduire cette clinique pour montrer le rôle de l'hérédité similaire dans l'étiologie de certaines paralysies faciales chez des enfants issus de nerveux.

(1) Nous avons reproduit textuellement cette observation, afin de ne rien lui enlever de son pittoresque

du genre de celle qu'on appelle *a frigore* ou *rhumatismale*. C'est très facile à voir. (Au malade): Fais la grimace de toutes tes forces? (Aux auditeurs) : Vous le voyez, l'hémiplégie faciale est totale, c'est-à-dire qu'elle porte à la fois sur le domaine du facial inférieur et sur le domaine du facial supérieur, il ne peut pas fermer l'œil droit complètement. La commissure labiale gauche est très en haut, tandis que la droite est abaissée; quand il fait la grimace, seuls les musles du côté gauche se contractent, ceux du côté droit restant immobiles.

En somme, c'est en apparence un cas vulgaire. Il s'en est présenté cette année un très grand nombre de cas à la Clinique et nous en avons parlé maintes et maintes fois; mais peut-être, dans ce cas particulier, trouverons-nous, en y regardant de près, quelque chose d'utile à relever.

M. Charcot. — Quel jour la paralysie s'est-elle produite?

Le malade. — Elle s'est produite tout d'un coup.

M. Charcot. — Quand, quel jour?

Le malade. — Le dimanche 3 juillet.

M. Charcot. — Qu'est-ce que tu as remarqué ce jour-là?

Le malade. — J'ai, le dimanche soir, ressenti une douleur, dans le tuyau de l'oreille droite, et en même temps un agacement des dents du même côté.

M. Charcot. — Des dents ou des gencives?

Le malade. — Des dents.

M. Charcot. — C'est le matin que tu as ressenti cela?

Le malade. — Le soir, après dîner.

M. Charcot. — Il paraît que déjà, ce soir-là, tu ne pouvais plus fermer l'œil droit. Tes parents le disent, mais c'est le lendemain matin, en te réveillant, que tu t'es vu défiguré.

Le malade. — Oui, Monsieur, c'est vrai.

M. Charcot. — Par conséquent, vous le remarquerez, Messieurs, l'apparition de la douleur d'oreille et l'impossibilité de fermer l'œil complètement ont été choses à peu près contemporaines.

L'époque du développement de la paralysie étant mal déterminée, il s'agit de rechercher s'il n'a pas existé une cause occasionnelle que l'on puisse invoquer pour expliquer l'explosion du mal.

Tout naturellement en pareille circonstance, c'est l'exposition au froid qui est incriminée, dans la grande majorité des cas. Et il paraît certain, au moins pour un grand nombre de cas, que cette étiologie est bien réelle. De fait, le jour où la paralysie a fait son apparition, notre jeune homme a parcouru en chemin de fer la distance qui sépare Paris de Boulogne-sur-Seine. Mais il est peu probable qu'il ait pu là être exposé à un refroidissement local. En effet, il s'est trouvé placé toujours pendant son petit voyage sur la banquette du devant, c'est-à-dire tournant le dos au vent entre deux personnes qui le protégeaient en quelque sorte contre les courants d'air.

Donc il ne paraît guère vraisemblable que ce soit dans ce parcours de Paris à Boulogne, en conséquence d'un courant d'air que la paralysie se soit développée chez notre jeune garçon. Une autre cause, si je ne me trompe, est en jeu. D'après les révélations de ses parents, il paraît que notre malade est fort négligent au point de vue de l'esthétique de la toilette. Or, il s'agissait de se rendre, ce dimanche-là, chez quelque parent à héritage... ?

Le malade. — Non, chez des amis...

M. Charcot. — Soit, chez des amis, en tous cas son père et sa mère désiraient que leur héritier se présentât aux amis sous les plus flatteuses apparences. Il fallait donc se faire beau. Le moment de partir était venu et notre gaillard, cependant, n'avait pas pris la peine de se nettoyer ; sa figure était restée, paraît-il, fort barbouillée, fort sale. Le voyant dans cet état, son père impatienté a pris une grosse éponge imbibée d'eau froide et lui a administré, paraît-il, ce qu'on pourrait appeler une toilette forcée. C'était à la fois un lavage à grande eau et une correction. Une certaine émotion s'est produite chez le patient, en raison de la brusquerie du procédé, de telle sorte qu'on peut se demander si, dans la recherche de la cause occasionnelle, c'est à l'eau froide ou au contraire à l'émotion qu'il faut s'adresser.

Nous sommes naturellement obligés de rester dans le doute à cet égard, mais nous ne devons pas oublier que si l'application locale du froid paraît à juste titre devoir être considérée comme une cause occasionnelle puissante, fréquente de la paralysie faciale périphérique, il existe un certain nombre d'exemples bien avérés où cette même paralysie faciale périphérique s'est produite évidemment sous l'influence de la peur, d'une émotion quelconque.

Quoi qu'il en soit, qu'il s'agisse d'une émotion, de l'application du froid, il faut presque toujours, ainsi que l'a montré M. Neumann, faire jouer un rôle à la prédisposition nerveuse. C'est le cas chez notre jeune malade. Il mérite bien d'être appelé un *névropathe*; dans l'enfance, il a eu des convulsions; la nuit il parle, s'agite, gesticule. Sa mère est une mélancolique, une anxieuse, elle tombe de temps en temps, sans cause appréciable, dans des accès de tristesse qui durent plusieurs semaines, plusieurs mois.

Nous n'avons pas pu en apprendre plus long sur l'histoire pathologique de sa famille. Mais vous voyez que nous avons trouvé de quoi satisfaire M. Neumann et appuyer une fois de plus l'opinion qu'il a émise.

. . . .

. . . l'exploration électrique pratiquée il y a trois ou quatre jours a fait reconnaître chez notre malade un commencement de réaction de dégénérescence.

De plus, quand, à l'aide du marteau de Skoda, on percute les muscles du côté paralysé, on les voit agités de secousses fibrillaires qui révèlent, on le sait, une modification organique assez prononcée vis-à-vis des faisceaux musculaires. Notre cas, à n'en pas douter, n'appartient pas à la catégorie bénigne, il est vraisemblable qu'au contraire, notre jeune client en a pour longtemps.

. . . .

Il n'est pas sans intérêt de constater aujourd'hui ce qui est advenu chez notre malade, qui n'a pas cessé d'être soumis au traitement électrique méthodique depuis le 20 juin, c'est-à-dire depuis cinq mois environ. Nous constatons aujourd'hui un amendement très remarquable. La plupart des mouvements volontaires ont reparu dans le domaine du facial paralysé ; il peut fermer parfaitement l'œil, faire contracter normalement les divers muscles de la joue et des lèvres ; l'excitabilité électrique cependant est encore en défaut. En somme, les choses ont été plus vite que nous ne l'avions pensé en nous fondant sur *l'électro-pronostic,* nous pouvons espérer que sous peu la guérison sera complète.

Observation IV

Charcot (Policlinique du mardi, 13 novembre 1888).

On introduit une petite fille âgée de 12 ans, accompagnée de sa mère ; elle est atteinte d'une paralysie faciale complète du côté gauche (paralysie périphérique) ; l'œil gauche ne peut pas se fermer complètement. Cette paralysie date de huit jours ; on s'en est aperçu un soir que l'enfant revenait de l'école. En même temps que la distorsion des traits de la face il y avait quelques douleurs derrière l'oreille gauche (1).

M. Charcot. — Vous connaissez nos idées relativement à la paralysie faciale dite *a frigore.* Souvent l'impression du froid, quand elle a réellement existé, ne peut être considérée que comme une cause occasionnelle.

Il ne faut jamais négliger, quand il s'agit de paralysie faciale dite rhumatismale — ainsi que M. Neumann l'a bien démontré — si l'on veut se rendre vraiment compte de la situation, — de rechercher s'il n'existe pas quelque tare nerveuse dans la famille.

Or, voici quels sont chez cette jeune fille les antécédents de famille révélés par sa mère.

Son père a été il y a trois ans renfermé comme aliéné à l'asile

(1) L'examen électrique a donné les résultats suivants 10 novembre 1888 forme légère de la réaction de dégénérescence. — Pronostic, quant à la durée, un mois environ — R. Vigouroux

de Vaucluse, où il est resté deux ans et demi. Son grand-père maternel, qui a mené une vie très irrégulière, est mort paralysé d'un côté du corps. — Sa mère est très nerveuse, très impressionnable ; la grand'mère maternelle a été paralysée du côté droit du corps, et, paraît-il, aphasique à l'âge de 46 ans. — Un oncle maternel a été paralysé (?) à l'âge de 2 ans ; il est mort de la poitrine à l'âge de 30 ans.

Voilà les antécédents qui certainement viennent plaider fortement en faveur de la thèse soutenue par Neumann.

Observation V

Neumann (*Union médicale*, 29 novembre 1888).

D... Adrienne, âgée de 14 ans, a été atteinte il y a cinq mois d'une paralysie faciale du côté droit. Cette hémiplégie est survenue brusquement le 5 février 1887 sans cause connue. Ni la malade, ni les parents ne savent à quoi rapporter l'hémiplégie.

Antécédents héréditaires. — Adrienne D... est née de parents consanguins (cousins germains) ; le père est bien portant, la mère est nerveuse, a eu souvent des crises hystériques ; une sœur de la malade est morte à la suite de l'opération d'un bec de lièvre double compliqué. Un oncle paternel est mort il y a deux ans paralytique général ; une sœur du père, atteinte d'aliénation mentale, s'est suicidée ; un oncle du père est tabétique.

Antécédents personnels. — Adrienne D... a toujours été très nerveuse, mais n'a jamais eu de crises convulsives ; rougeole dans l'enfance.

La paralysie faciale intéresse tous les muscles innervés par le facial droit, *faible diminution de la contractilité faradique ;* les muscles zygomatiques sont légèrement contracturés.

Observation VI

Descroizilles et du Pasquier (*Bulletin Médical*, 7 juin 1891).

Charlotte M..., âgée de neuf ans et demi, entre le 13 février

1891, salle Chaumont, dans notre service. C'est une enfant grande, fortement constituée, et aux chairs fermes. La mère, mariée deux fois, a eu huit enfants. Du premier lit, naquirent quatre enfants dont aucun ne vécut au delà d'un an : le premier mourut de convulsions ; le second de jaunisse ; le troisième d'accidents convulsifs rapportés à la dentition ; le quatrième enfin de la poitrine ; leur père mourut à vingt-huit ans de tuberculose pulmonaire. Du second mari, qui a toujours joui d'une excellente santé, sauf une attaque de rhumatisme, elle eut Charlotte, la malade dont nous rapportons ici l'observation, un garçon qui mourut en bas âge dans des convulsions : enfin une fille qui fut enlevée par le croup. Aucune maladie grave chez la mère, elle est éminemment nerveuse et impressionnable ; souffre presque constamment de la tête depuis trois ans, et surtout du côté gauche. Il semble qu'elle soit atteinte depuis cette époque de migraine ophtalmique revêtant une forme fruste : le scotome scintillant, les nausées, les vomissements font défaut ; mais la douleur vive, les sensations de vertige, les troubles de la vue qui consistent ici en une obnubilation de la vue, voile nuageux s'étendant devant les objets, existent chez elle.

La jeune malade, née à Paris, n'a eu des maladies de l'enfance que la rougeole, dont elle guérit parfaitement. A l'école, bien qu'intelligente, n'a jamais été studieuse : elle sait à peine lire et écrire. Bizarreries de caractère, reste des jours sans manger ; ne s'occupant à rien, tantôt aidant sa mère aux soins du ménage. Les nuits sont souvent sans sommeil ; la céphalalgie presque continuelle chez elle, sans qu'il survienne de vomissements. Elle resta très impressionnée de la mise en bière de sa sœur cadette et craint fort son père. Le 12 janvier 1891, sa mère, forcée d'entrer à l'hôpital pour une perte, elle fut placée aux enfants assistés, où elle contracta une vulvite ; c'est pour des soins nécessités par cette affection qu'elle se présenta à l'hôpital des Enfants-Malades. Elle se traîne péniblement, courbée en deux, jusqu'à la salle, où elle se plaint d'une douleur fixe existant dans le ventre. On constate une vulvite intense, mais qui n'explique pas suffisamment la douleur ; un premier examen fait vite écarter l'idée d'une colique (néphrétique, hépatique, intestinale) ; il n'y a ni ballonnement ni météorisme, mais une hyperesthésie cutanée excessive au point où le moindre frôlement détermine des plaintes et des cris. Cette hyperesthésie est surtout exquise aux régions ovariennes : le pincement superficiel de la peau en ces points, surtout à droite, détermine chez la malade de vives contorsions suivies de pleurs : il existe là deux zones hystérogènes manifestes. La malade n'a jamais eu d'attaques.

Céphalalgie frontale gauche très vive.

Les moyens qui permettent de se rendre grossièrement compte de l'état de la sensibilité ne nous ont permis de constater, sauf une hyperesthésie généralisée à tous les téguments externes, aucun trouble de la sensibilité générale ou spéciale, soit du côté de la vue, de l'odorat, de l'ouïe ou du goût.

Le réflexe pharyngien est aboli. Mais il existe, et c'est sur quoi nous voulons insister, une *paralysie faciale droite inférieure*. Il n'y a aucun spasme des muscles du côté opposé. La paralysie est très manifeste, quand la physionomie est au repos, s'accentue encore quand la malade rit ; elle entraîne les troubles connus et liés à la paralysie de la branche inférieure de la 7e paire : la mastication se fait plus difficilement à droite qu'à gauche, une bougie est difficilement éteinte ; dans l'action de siffler l'orifice buccal est déplacé et devié à droite. Le voile du palais ne semble pas dévié. Pas de troubles manifestes de l'articulation, pas d'aphasie. L'orbiculaire est indemne, l'occlusion de la paupière à droite, complète, il n'y a pas de larmoiement.

Quand la malade tire la langue, et la laisse hors de la bouche, on voit manifestement que cet organe est dévié et porté à droite. La partie droite est moins volumineuse que la partie gauche ; le sillon médian décrit une courbe à concavité droite. La résistance à la pression exercée sur la langue au moyen du glosso-dynamomètre, suivant la méthode des pesées du Dr Féré, donne les chiffres suivants : résistance à la pression exercée d'avant en arrière 300 à 350, résistance à la pression latérale gauche nulle ou presque nulle 0 à 100, l'organe se laisse immédiatement déplacer et porter à droite (1).

Les troubles paralytiques semblent exclusivement limités au côté droit. Il ne semble pas exister d'hémiplégie : l'examen de la force par le dynamomètre donne les résultats suivants : 13kgr,5 à droite, et de 12 à gauche (ce qui est à peu de chose près la force d'un enfant de son âge, 15 et 13), température 38°.

Le même état des forces et de la sensibilité persiste jusqu'au 19 février 1891 ; la malade mange mais d'une façon très inégale. La céphalalgie persiste toujours à gauche, vive surtout le soir, empêchant la malade de trouver facilement le sommeil.

20 *février*, au soir. — La température qui était revenue à la normale remonte à 39°,6, la peau est chaude, le pouls à 120, 124. Douleurs dans les masses musculaires des membres inférieurs. Céphalalgie plus vive le soir qu'elle n'a jamais été ; nettement limitée au côté gauche du front. Inégalité pupillaire, la gauche est manifestement plus petite. Force dynamométrique à droite et à gauche 11 kilogrammes.

La malade ne s'était pas levée dans la journée.

Le lendemain 21 février, apyrexie complète. La malade a dormi depuis 1 heure de la nuit. Le matin, les pupilles sont égales, la céphalalgie presque nulle.

23 *février*. — Mange avec plus d'appétit, dort mieux, bien que le mal de tête persiste. Hyperesthésie ovarienne toujours excessive. La paralysie faciale a les mêmes caractères, la langue est toujours déviée. Force dynamométrique 12 kilogrammes 1/2 à droite et 12 à gauche. L'examen au glosso-dynamomètre donne les mêmes résultats, la vulvite semble être totalement guérie.

---

(1) Nous n'avons pas fait un nombre suffisamment grand d'exploration de la force musculaire de la langue, pour établir une moyenne rigoureuse de la force de cet organe chez un enfant de 9 ans, quoi qu'il en soit, nous croyons nous rapprocher de la réalité dans les chiffres suivants, résistance à la pression antéro-postérieure 500 à 550, à la pression latérale droite ou gauche 300 à 350.

25 *février*. — Pas de changement dans l'état de la malade.

4 *mars*. — Exalgine 0,25. Depuis cette époque la malade a toujours été en s'améliorant. La céphalalgie a diminué progressivement ainsi que l'ovaralgie, l'appétit s'est régularisé, le sommeil retrouvé.

Le 12 mars, la jeune malade sort sur la demande de sa mère, très améliorée. La céphalalgie a complètement disparu ainsi que l'hyperesthésie ovarienne, les pupilles sont égales, l'anesthésie pharyngienne persiste. La paralysie faciale existe toujours à droite, mais beaucoup moins manifeste.

L'examen dynamométrique nous a donné pour la force musculaire des membres les chiffres de 13 kilogrammes 1/2 à droite et de 12 à gauche, pour la force de résistance de la langue ceux de 400 — 450, 450 — 300, 150 et 120.

Observation VII

Bézy (*Presse médicale*, 20 avril 1895).

Adélaïde Saint-M..., 13 mois. Père très nerveux, mère hystérique, née à terme, nourrie au sein. Confiée à une garde qui occupe avec son mari, ses enfants et son nourrisson, une seule chambre chauffée par un poêle ; il n'y a pas eu d'accidents d'intoxication par l'oxyde de carbone.

Depuis environ un mois, la garde s'est aperçue que l'enfant tournait la bouche en pleurant. Elle prétend qu'elle se touchait l'oreille et semblait en souffrir, mais il n'y a jamais eu de lésions apparentes de ce côté.

C'est dans ces conditions que la petite malade est conduite à la clinique infantile de la Faculté de Toulouse, le 18 décembre 1893. A son entrée, on constate que quand elle pleure, le côté gauche de la face est immobile, la commissure droite tirée, l'œil gauche ne peut être fermé, et les larmes coulent. Les mouvements du globe oculaire sont normaux. Pas d'anesthésie. Traitement par l'électricité. Guérison en quelques jours. L'enfant a été revue depuis en excellente santé.

Observation VIII

Rauzier (*Médecine moderne*, 30 avril 1898).

(Congres français de medecine, 4e session tenue à Montpellier.)

A l'appui de la théorie névropathique, formulée par Neumann et appuyée par Charcot, de la paralysie faciale périphérique ou *a frigore* j'ai eu récemment la bonne fortune d'observer le fait que voici :

Un lycéen de 14 ans, pâle et maigre, lymphatique (glandes, blépharite), *très nerveux* et présentant un zézaiement habituel, est pris, le 13 janvier 1898, sans refroidissement apparent et sans prodromes, d'une *paralysie faciale gauche*, complète et totale, répondant au schéma habituel de la paralysie faciale périphérique. Quand je le vois le 7 février, le syndrome est en voie d'atténuation. Le 5 avril, sous l'influence d'un traitement électrique, les troubles ont presque disparu dans le domaine du facial inférieur, mais le *facial supérieur est encore très atteint;* l'orbiculaire amène avec effort l'occlusion du globe de l'œil, le frontal et le sourcillier ne répondent nullement à l'invitation volontaire, le point lacrymal demeure paralysé.

Voici maintenant le point intéressant de cette histoire: la grand'mère maternelle de l'enfant, actuellement âgée de 66 ans, a été atteinte à 30 ans d'une *paralysie faciale gauche,* totale et complète qui a duré cinq ou six mois et a laissé après elle une *paralysie définitive* du frontal et du sourcillier. Cette dame a eu deux filles, dont l'une (la mère du petit malade) nullement nerveuse, est morte à 35 ans d'une affection thoracique ; l'autre actuellement âgée de 40 ans a présenté, il y a cinq ans, une *paralysie faciale gauche* qui a disparu partiellement au bout d'un mois et a laissé, comme chez sa mere, une *paralysie définitive des muscles de la partie gauche du front.* Cette dernière personne, très nerveuse et affectée de bronchite chronique, a eu un fils de 10 ans bien portant et une fille hydrocéphale.

DÉFINITION. — ÉTIOLOGIE

En 1867, Guéneau de Mussy (1) donnait de la paralysie hystérique en général la définition suivante qu'on peut appliquer à la paralysie faciale hystérique. « C'est une paralysie développée chez une hystérique, qui ne peut être rattachée à aucune autre condition morbide connue, et qui, habituellement dans sa marche, dans sa terminaison, participe des caractères observés dans les névropathies hystériques ».

S'il nous est permis d'ajouter un correctif à cette savante définition nous dirons qu'aujourd'hui, l'hystérie étant reconnue à peu près aussi fréquente chez l'homme que chez la femme, on pourrait donner une plus grande étendue au terme hystérique et qu'on devrait le prendre dans son acception générale.

---

(1) Leçon clinique sur la paralysie hystérique *Union médicale*, 1867, 3e s., t I.

Les paralysies faciales consécutives à une émotion ont été signalées bien avant que la paralysie faciale hystérique n'ait été reconnue et admise. Nous en trouvons des indications dans un travail de Putégnat (1) en 1847. « Certaines impressions vives peuvent la causer : Bellingeri l'a vu se montrer à la suite d'une grande frayeur : Trallianus dit avoir vu un individu frappé de cette paralysie à la suite d'un chagrin : J. Frank rapporte qu'un homme en fut atteint en apprenant la mort de son épouse, et qu'une femme en fut prise après un violent chagrin et un acte de colère : le Pr Andral l'a aussi observée sur une personne qui venait d'éprouver un acte de colère... ». Herrenscheneider, en 1851, a distingué dans l'étiologie de la paralysie faciale des causes prédisposantes et des causes occasionnelles. « Une constitution grêle avec prédominance nerveuse ou lymphatico-nerveuse ne serait pas étrangère à une plus grande aptitude à contracter la paralysie du nerf facial ». Pierresson (2) en 1867 partage les idées de Putégnat. En 1885 Marie et Souza Leite (3) s'expriment en ces termes : « ... Un autre point qui nous semble digne d'attirer l'attention c'est l'étiologie de ces paralysies : dans une des leçons de 1884 M. le Pr Charcot, rappelant les travaux de Russel-Reynolds, sur ce sujet a montré quelle influence avaient sur leur production les

(1) Causes de la paralysie faciale *Journal de médecine de Bruxelles*, 1847

(2) Diplégie faciale *Arch. gén de méd.*, août et septembre 1867

(3) Contribution à l'étude de la paralysie hystérique sans contractures. *Revue méd.*, 10 mai 1885.

opérations mentales de la malade : ce sont des paralysies d'origine psychique « dependent on idea »... ». Neumann (1) a combattu la théorie du froid; il a substitué au froid, cause première de la paralysie faciale, un autre « facteur puissant » : l'hérédité nerveuse. Junin (2) remarque qu'après une enquête sérieuse on découvre une tare arthritico-nerveuse dans les antécédents héréditaires ou personnels des sujets qui en sont atteints : « on devra, à l'avenir, tenir le plus grand compte du rôle joué par cette prédisposition dans la genèse de cette affection ». Telle est l'évolution qu'a suivie l'étiologie de la paralysie faciale en général.

Parmi les facteurs qui peuvent provoquer la paralysie faciale chez l'adulte, Gasnier (3) cite tout d'abord l'hérédité. Sur les 28 sujets dont l'observation est relatée dans sa thèse, 12 n'ont pas de tares nerveuses héréditaires ; 8 fois l'hérédité n'est pas signalée. Il donne de cette absence relativement fréquente d'antécédents deux explications : la difficulté d'avoir des renseignements précis chez le malade de l'hôpital, et le développement subit de l'hystérie à la suite de surmenages, de traumatismes, de chagrins ou d'intoxications.

Nous savons cependant qu'il serait difficile de voir

---

(1) De la prédisposition nerveuse dans l'étiologie de la paralysie faciale dite *a frigore* *Union médicale*, 15 et 29 novembre, 1er décembre 1888 et *Arch. de neurol*, juillet 1887, mai 1888

(2) De l'étiologie héréditaire de la paralysie faciale dite *a frigore* *These*, Paris, 1888

(3) *Loc cit.*

l'hystérie se développer sans qu'on trouve dans la famille du sujet en observation une tare nerveuse quelconque. « Je vous conseille de ne jamais vous presser d'inscrire « hérédité nulle », lorsque vous êtes consulté pour une affection nerveuse. Laissez passer du temps avant de vous décider ; plus d'une fois les événements ultérieurs vous démontreront l'existence d'une hérédité incontestable », dit M. le Pr Raymond (1). Dans les observations d'enfants que nous publions, ils sont tous issus de parents nerveux. Malgré la différence qui existe entre les observations de Gasnier et les nôtres, il ne faudrait pas conclure qu'il en est autrement chez l'adulte que chez l'enfant. Les renseignements sur l'hérédité sont plus faciles à obtenir chez l'enfant que chez l'adulte : l'enfant est presque toujours accompagné d'un parent qui peut donner des renseignements précieux : l'adulte a souvent oublié de légers symptômes qu'il a pu constater dans sa famille, symptômes très importants à connaître, qui, n'étant pas signalés à l'observateur, font penser à ce dernier que l'hérédité est nulle. Aussi croyons-nous que chez l'adulte comme chez l'enfant, pour qu'une paralysie faciale hystérique se manifeste, il faut qu'il existe chez un des ascendants une tare nerveuse ou bien encore une tuberculose ou un alcoolisme, comme le signale Grasset (2).

L'hérédité étant reconnue chez le malade, il importe de rechercher dans ses antécédents personnels si l'on ne

(1) Clinique des maladies du système nerveux. An. 1894-95, 1re série, p. 528

(2) Traité pratique des maladies du système nerveux, 1894, t II.

trouve pas quelques stigmates de la grande névrose, qui seront souvent très utiles pour confirmer un diagnostic hésitant : ces stigmates ont été signalés dans sept de nos observations ; cinq fois seulement chez les malades dont l'observation est relatée par Gasnier on constate l'absence d'antécédents personnels nerveux. L'hystérie débuterait-elle chez un individu ayant une tare héréditaire par une paralysie faciale ? Ce fait ne nous semble pas impossible la marche de l'hystérie étant si irrégulière : mais la plupart du temps, on trouvera chez le malade les stigmates soit d'une hystérie commençante soit d'une hystérie confirmée. La recherche de ces antécédents est fort difficile chez l'enfant qui se prête mal à l'examen : il faut de plus se garder de prendre pour des hystériques des enfants turbulents et coléreux. Mais si dans les antécédents personnels d'un enfant on réunit plusieurs des symptômes importants d'hystérie, si bien étudiés et classés par M. R. Saint-Philippe (1), et si de plus dans ses antécédents héréditaires on trouve des tares nerveuses, on est autorisé à le considérer comme hystérique.

Le terrain connu, il est intéressant de rechercher sous quelle influence secondaire peut se manifester la paralysie faciale, en un mot quelle en est la cause occasionnelle. Dans les observations que nous possédons elle n'a pas été notée deux fois ; deux fois une émotion a été signalée ; deux cas ont été occasionnés par un refroidisse-

---

(1) Traité des maladies de l'enfance, t IV, 1898 ch. Hystérie, p 716.

ment, deux autres fois on n'a pas constaté de cause occasionnelle. Il serait difficile de tirer une conclusion avec si peu de renseignements, mais nous sommes autorisé à croire que la cause occasionnelle est variable chez l'enfant comme chez l'adulte. Deux fois seulement dans les observations rapportées par Gasnier l'émotion est signalée comme cause secondaire. Pourrait-on conclure de là que chez l'adulte l'émotion joue un rôle moins important que chez l'enfant ? Bien que ce ne soit absolument pas notre avis, nous pensons que l'enfant étant de son naturel plus craintif et plus impressionnable que l'adulte, on retrouvera peut-être plus souvent au début d'une paralysie faciale hystérique une peur, une émotion.

D'après Gasnier, les hommes seraient plus spécialement frappés ; il n'en est pas de même dans les cas que nous relatons : en effet, sur neuf enfants observés nous constatons deux garçons et sept filles : ce qui semble conforme à la statistique du Dr Clopatt d'après laquelle sur deux cent soixante-douze enfants hystériques presque les deux tiers sont des filles, et les garçons ne forment qu'un tiers.

Comme cause occasionnelle nous pouvons encore trouver le froid, un traumatisme. Enfin cette cause peut manquer.

Quant à l'influence de l'âge, nous ne pouvons qu'admettre les idées émises sur ce sujet : la paralysie faciale hystérique est rare chez l'enfant et nous pouvons en juger par le peu d'observations que nous avons pu recueillir malgré de sérieuses recherches. Peut-être la question n'ayant pas été mise en lumière d'une façon toute spéciale, les observateurs ont-ils négligé de rechercher l'hystérie comme cause des paralysies qu'ils ont constatées ? Nous aurons rempli notre but si nous sommes parvenu à attirer l'attention sur la paralysie faciale hystérique chez l'enfant, sujet, à notre avis, considéré à tort comme dénué de tout intérêt.

SYMPTOMATOLOGIE. — DIAGNOSTIC

Nous diviserons l'étude des symptômes en deux parties :

1° Les symptômes communs à la paralysie faciale hystérique et aux paralysies faciles corticale et périphérique;

2° Les symptômes différents de ces diverses paralysies.

1° Considérons d'abord les ressemblances qui existent entre la paralysie faciale hystérique et la paralysie corticale : dans les deux cas. on peut trouver des antécédents hystériques et des stigmates de l'hystérie. Le facial inférieur est seul pris : on ne constate pas de réaction de dégénérescence ni d'atrophie musculaire : André a signalé l'absence de troubles de la sécrétion salivaire et sudorale.

La paralysie faciale hystérique peut avoir avec la paralysie périphérique les symptômes communs suivants : présence d'antécédents et de stigmates hystériques; paralysie du facial inférieur et du facial supérieur ; abolition des réflexes et perversions vaso-motrices.

Tels sont les symptômes communs aux paralysies hystériques et aux paralysies corticales et périphériques. Nous n'insistons pas sur la description des troubles parétiques afin de ne pas compliquer ce tableau.

2° La paralysie faciale hystérique diffère de la paralysie corticale en ce que dans la première on constate presque toujours la présence d'antécédents et de stigmates hystériques. tandis que dans la seconde ils manquent souvent.

Le mode de début brusque est plutôt en faveur d'une lésion organique de l'écorce, surtout si on note des phénomènes apoplectiques précurseurs de la paralysie : une période d'incubation précède au contraire les paralysies hystériques. pendant laquelle se développe l'influence du choc nerveux initial (Bardol) (1). Les réflexes sont conservés dans les premières, abolis dans les secondes. Celles-ci sont très mobiles, celles-là, immobiles. On ne signale pas d'anesthésie dans les paralysies corticales ; l'anesthésie cutanée et musculaire est la règle dans les paralysies hystériques. Souvent les premières sont accompagnées d'hémiplégie et de douleurs de tête ; les secondes peuvent exister sans hémiplégie et sans céphalée. Enfin « l'influence thérapeutique de la suggestion achèverait de dissiperles doutes » (Bardol).

Les différences qui existent entre la paralysie hysté-

(1) *Thèse*, Paris, 1898.

rique et la paralysie périphérique sont les suivantes : dans la première on trouve des antécédents ou des stigmates, dans la seconde ils manquent le plus souvent. Elles peuvent différer dans leur cause. La paralysie périphérique est accompagnée en outre de la réaction de dégénérescence, et ne présente pas d'anesthésie : la paralysie hystérique est très rarement accompagnée de réaction de dégénérescence et présente au contraire de l'anesthésie cutanée et musculaire ; de plus on note dans la paralysie périphérique des troubles de la sécrétion salivaire et sudorale qui n'existent pas dans la paralysie hystérique (André) (1). La suggestion n'a aucune influence sur la paralysie périphérique.

Dans cet énoncé de symptômes nous avons été aussi précis que possible : peut-être paraissons-nous un peu trop mathématique. Il ne faudrait pas croire que nos idées soient absolues : dans certains cas il peut en être autrement que nous l'avons dit. Nous nous sommes basé sur les symptômes qui sont signalés le plus souvent dans les observations des différents auteurs que nous avons consultés. En un mot nous admettons des exceptions possibles à la règle que nous semblons donner, l'hystérie et ses manifestations étant caractérisées par leur mobilité.

Nous nous rallions entièrement à l'opinion de P. Richer (2) sur ce sujet : « il est impossible de dresser un tableau clinique qui réponde à tous les cas de paralysie

---

(1) *Mercredi médical*, 27 mai 1891

(2) Paralysies et contractures hystériques Paris, 1892.

faciale hystérique, car un de ses caractères consiste justement dans la variabilité des troubles moteurs au double point de vue de leur intensité et de leur locomotion. »

Nous résumerons maintenant les symptômes que nous pouvons trouver dans une paralysie faciale hystérique : antécédents héréditaires nerveux ; présence de stigmates de l'hystérie ; début par un choc moral ou physique ; absence possible de cause occasionelle. La paralysie peut porter sur le facial inférieur seul ou se compléter de la paralysie du facial supérieur : les réflexes sont abolis: on note parfois des perversions vaso-motrices ; elle est très mobile: on constate de l'anesthésie cutanée et musculaire. plus rarement de l'hyperesthésie ; elle existe souvent seule; généralement on ne trouve pas de réaction de dégénérescence ni de douleurs de tête : les troubles de la sécrétion salivaire et sudorale dans le domaine du facial paralysé font défaut. Briquet (1) signale la rareté des contractures. La paralysie peut récidiver. Elle peut guérir sans aucun traitement. ou céder à un traitement psychique. Pendant le sommeil hypnotique elle disparaît souvent et reparaît au réveil (Pitres) (2). On pourrait à l'exemple de Richer et de Gilles de la Tourette (3), chez un sujet hypnotisé, produire une paralysie faciale. Peut-être constaterait-on des symptômes intéressants et caractéristiques. Nous avons vivement regretté de n'avoir pu faire cette expérience.

---

(1) Traité clinique de l'hystérie, 1859

(2) Leçons cliniques sur l hystérie, t I, 1891

(3) *C. R Soc. biol* Paris, 1884, t. XII.

D'après ce résumé, on pourra diagnostiquer la paralysie faciale hystérique aussi bien chez l'adulte que chez l'enfant, car chez l'un et chez l'autre le cortège symptomatique est le même.

Nous ajouterons un mot sur l'importance du diagnostic de la nature hystérique de la paralysie faciale chez l'enfant. Selon nous il a une double importance, tout d'abord au point de vue du pronostic et du traitement de l'affection locale, et au point de vue du pronostic et du traitement de l'hystérie chez l'enfant.

En effet on ne portera pas le même pronostic si la paralysie est due à une lésion de l'oreille moyenne ou à une compression quelconque; on pourra avertir de la récidive, de la longue durée possible de la paralysie et de sa guérison brusque également possible.

De plus on ne soignera pas une paralysie faciale hystérique comme une paralysie d'une autre origine. Nous verrons au chapitre du traitement que la thérapeutique de cette paralysie est toute spéciale.

On sera certainement d'une grande utilité à un enfant en dépistant chez lui l'hystérie. Parfois, comme dans notre cas, c'est la paralysie faciale qui fera découvrir la névrose chez l'enfant, qui jusque-là avait été ignorée, ne s'étant jamais manifestée avec bruit.

Quelle conduite différente en outre à tenir, ce diagnostic étant porté.

Un traitement bien institué enrayera la névrose qui abandonnée à elle-même n'aurait pu que gagner du terrain.

PATHOGÉNIE. — MÉCANISME

S'il est une question qui a soulevé de nombreuses hypothèses, c'est bien celle de la pathogénie et du mécanisme de la paralysie hystérique. Nous nous attacherons à en donner un aperçu aussi succint que possible, sans toutefois tirer de conclusion, ne nous croyant pas autorisé à le faire.

Dans la thèse de Lebreton (1869) (1), nous trouvons indiquées les principales hypothèses émises jusqu'à cette époque.

« Piorry, Macario, Gendrin, Landouzy, Leroy d'Étioles attribuent la paralysie à la déperdition d'influx nerveux après les attaques.

« Pour Brodie, Romberg, Hasse, Winslow, Franque, il n'y a pas de troubles dans l'innervation spinale ; la transmission peut se faire, mais c'est l'impulsion motrice elle-même qui ou bien fait défaut, ou bien n'est pas assez puissante pour amener des manifestations...

---

(1) Des différentes variétés de la paralysie hystérique

« Eichmann pense qu'il y a une altération dans la nutrition des centres nerveux...

« Valérius reconnaît pour cause l'affaiblissement de polarité électrique des muscles...

« Pour Macario il y aurait perte de l'influx nerveux dans les extrémités nerveuses qui se distribuent aux parties paralysées (la lésion serait périphérique).

« Henrot et Bénédick pensent que la paralysie se rattache au centre et à la périphérie du système nerveux... ».

En 1886, Féré (1) se montre partisan de la théorie de l'épuisement, il rejette la théorie de la représentation subjective soutenue par Russel Reynolds et Charcot.

« En réalité, l'affaiblissement des membres se produirait graduellement sous l'influence de la fatigue, par l'épuisement des centres moteurs résultant d'une succession rapide de décharges de volitions non suivies de mouvements effectifs...

« Dans un certain nombre de cas les paralysies dites psychiques sont déterminées par un épuisement consécutif à un travail cérébral prolongé et non par la représentation subjective de la fatigue ou de la paralysie ».

Descroizilles et du Pasquier (2) donnent de leur observation l'explication suivante : « La paralysie faciale hystérique relèverait donc d'un trouble vasculaire siégeant au centre cortical de la 7e paire. Les caractères des troubles

---

(1) *C R Soc. biol* Paris, 20 novembre 1886

(2) *Bulletin médical*, juin 1891.

vaso-moteurs éminemment mobiles et passagers rendraient compte de la fugacité le plus souvent très grande de ces paralysies, de leur alternative de décroît et d'augment, de leurs retours successifs ; de plus le caractère toujours incomplet de ces paralysies est bien en rapport avec leur origine corticale ».

Pour Babinski il faut rapporter ces paralysies à la perte des images motrices (1) : « Il s'agit là incontestablement, dit-il, d'une paralysie qui reconnaît pour cause, comme toutes les paralysies hystériques, la perte des images motrices corticales relatives à ces mouvements. Si, dans l'hystérie, l'hémiplégie de la face s'observe bien plus rarement à l'état de pureté que les paralysies des membres, cela tient sans doute en partie aux conditions spéciales dans lesquelles se trouvent les muscles de la face qui, à l'état normal, fonctionnent le plus souvent des deux côtés d'une façon synergique : si la plupart des images motrices correspondant aux mouvements des deux côtés de la face sont généralement associées à l'état physiologique, on conçoit fort bien que, dans les paralysies faciales psychiques, hystériques, les troubles soient ordinairement bilatéraux, soit que la paralysie occupe les deux côtés, soit qu'une hémiplégie faciale s'associe à un hémispasme du côté opposé ».

En 1893, Gasnier pense que l'idée d'une paralysie par inhibition doit, suivant lui, être rejetée, à cause du caractère de persistance des phénomènes.

(1) *C R Soc. méd. hôp*, 28 octobre, 16 décembre 1892.

Avec les nouvelles hypothèses sur la physiologie des centres nerveux, de M. le Pr Mathias Duval (1), 1895, la pathogénie des paralysies hystériques entre dans une nouvelle phase : les cellules nerveuses ne seraient pas en contact, mais contiguës les unes aux autres, et de plus elles seraient douées de mouvements amiboïdes, d'après les observations de Wiedersheim, sur le cerveau de la Leptodra hyalina. «... Nous pouvons donc penser que les connexions des cellules nerveuses, dans les centres, sont de pure contiguïté, mais encore que cette contiguité peut être d'un moment à l'autre plus ou moins intime, qu'elle présente une certaine *advènticité* selon les circonstances...

Mais de même que des excitations particulières. violentes ou non habituelles, amènent l'amibe à se rétracter, de même des excitations spéciales produiront la rétraction des pseudopodes nerveux, l'arrêt de la fonction nerveuse correspondante (actes d'inhibition, théorie de l'interférence nerveuse), et des excitations violentes, anormales, produiront les anesthésies et paralysies hystériques, mais il est évident qu'elles se prêtent merveilleusement à l'explication de la production comme de la disparition des troubles hystériques » (Mathias Duval).

En 1896, M. Pupin, dans sa thèse. a fait une étude complète sur le neurone et les hypothèses histologiques sur son mode de fonctionnement. Il donne en entier la théorie du neurone et la termine ainsi : « Le système ner-

---

(1) Hypothèses sur la physiologie des centres nerveux. *C. R Soc biol.*, 1895, p 74 et 86

veux n'est en réalité qu'un agrégat de neurones sans soudure entre eux. L'onde nerveuse parcourt la série des neurones se transmettant par contiguïté et non pas par continuité ».

La même année, M. Lépine (1) résume dans la revue de médecine les théories de Renaut, qui « affirme, d'après ses observations sur la rétine au moyen du bleu de méthylène, qu'il peut y avoir plus qu'un simple contact des ramifications nerveuses », et celles du Pr Bitcherew qui « admet qu'il n'y a pas réellement contact des neurones voisins, et que l'influx nerveux se transmet de l'un à l'autre par une série de véritables décharges résultant de la différence de potentiel entre les deux neurones ».

En 1898, le 28 mai, paraît dans la *Nature* un article des plus intéressants de M. le Dr Branly sur la conductibilité nerveuse et la conductibilité électrique des radioconducteurs : « Les radio-conducteurs sont des substances discontinues formées de grains métalliques noyés dans une gangue isolante où la proportion de matière isolante est très petite ». Ces radio-conducteurs sont primitivement isolants. Sous des influences électriques diverses ils deviennent conducteurs. Un choc peut les rendre de nouveau isolants, puis une autre décharge électrique peut leur redonner leur conductibilité. Un neurone se comporterait comme un grain métallique : un traumatisme produit la paralysie ou l'anesthésie hystérique due à un défaut de

(1) Mécanisme des paralysies hystériques *Rev méd*, 1896, XVI, p. 650.

contiguité des éléments nerveux, comme un choc a rendu le radio-conducteur de nouveau isolant.

Une décharge électrique pourra rétablir la communication entre deux neurones comme elle rétablit la conductibilité des radio-conducteurs. Ainsi se trouve expliqué le mécanisme de la paralysie hystérique, et le rôle thérapeutique de l'électricité dans la paralysie hystérique.

Le 21 août 1898, M. Gerest rapporte cette théorie dans le *Lyon médical,* et pense que, les neurones étant reconnus immobiles par la plupart des auteurs, la communication de M. le Dr Branly répondrait bien à la question du mécanisme intime de l'arrêt de la conductibilité nerveuse.

Telles sont les principales théories émises jusqu'à nos jours sur la pathogénie des paralysies hystériques, en général. qui peuvent s'appliquer également à la paralysie faciale hystérique.

PRONOSTIC

Que penser d'un enfant atteint de paralysie faciale hystérique?

Si la grande névrose a été diagnostiquée chez lui avant l'apparition de l'accident, les parents ont déjà été prévenus des dangers que court leur enfant. et nous n'aurons à les renseigner que sur les suites possibles de la paralysie. Mais si la paralysie a fait diagnostiquer la névrose, qui quoique existant chez l'enfant n'avait pas été reconnue, il importe de donner aux parents le pronostic de la diathèse nerveuse, puis celui de l'accident qu'elle occasionne.

Dans l'enfance: « l'hystérie ne tient pas », a dit le Pr Charcot; c'est aussi l'opinion de la plupart des auteurs. Mais le pronostic est d'autant plus favorable que l'hystérie a été dépistée plus tôt; et, bien que le fait soit possible, exceptionnellement la manifestation d'une paralysie faciale indiquera le début d'une hystérie chez un enfant. Aussi. sans porter un pronostic sombre, il y a lieu de considérer l'enfant atteint de paralysie faciale. comme entré dans une période plus avancée de l'hystérie, que celui qui possède seulement les premiers symptômes de la névrose (si nous pouvons ainsi nous exprimer) ; et le pronostic, quoique favorable en définitive, doit être un peu aggravé. Il sera utile en outre de dire aux parents que « abandonnée à elle-même, l'hystérie ne guérira que rarement » (R. Saint-Philippe) (1).

Quant à la paralysie faciale en elle-même, elle n'offre rien de particulier au point de vue du pronostic : elle rentre dans le commun des paralysies hystériques.

« Le pronostic des paralysies hystériques est incomparablement moins grave que celui des paralysies organiques, et cela pour plusieurs raisons : d'abord, parce que les paralysies hystériques n'entraînent jamais, dans les centres nerveux, des perturbations de nature à mettre directement en danger les jours des malades ; ensuite, parce qu'elles ne sont jamais fatalement incurables comme le sont les paralysies qui résultent de lésions destructives du cerveau et de la moelle épinière. » Pitres. 1891 (2).

Macario (3) émettait à peu près une opinion semblable en 1844 : « La paralysie hystérique est, de toutes les paralysies. celle dont le pronostic est le moins grave et la guérison la plus facile à obtenir. C'est la nature elle-même qui l'opère le plus souvent ».

Certes la guérison en est facile, mais on pourrait ajouter : quand elle veut se produire facilement : car telle paralysie hystérique cèdera à un traitement anodin. telle autre

---

(1) *Loc cit*

(2) *Loc cit.*

(3) *Journal des connaissances médicales et chirurgicales*, 1844.

résistera à une thérapeutique sérieuse. De plus, guérie, elle peut récidiver ; nous en avons des exemples. Toutes ces considérations nous portent à conclure que, à cause de la longue durée possible, à cause des récidives, la paralysie en elle-même ne peut être considérée comme absolument bénigne, et le pronostic doit être réservé.

TRAITEMENT

En 1846, M. Macario (1), après avoir donné diverses indications thérapeutiques au sujet des paralysies hystériques, ajoute : « il faut en outre engager les malades à employer toute leur volonté pour exécuter quelques mouvements, leur apprendre à parler comme à des enfants s'ils sont aphones ».

En 1883, Rigel (2) rapporte 5 observations de paralysies hystériques chez des enfants au-dessous de 15 ans et traités avec succès à sa clinique. Il conclut en disant que s'il a obtenu la guérison de ses 5 petits malades, il croit la devoir principalement au traitement à l'hôpital : le malade doit être changé d'entourage, et à la faible volonté du malade doit être substituée l'énergique volonté du médecin.

J. Simon (3), en 1893, préconise l'isolement comme

---

(1) *Loc. cit.*

(2) Zur Lehre von der hysterischen Affectionen des Kinder *Zeitsch fur klin méd*, 1883, VI

(3) *Bulletin méd*, 1893, VII, p 1131

moyen préventif et curatif, et recommande à côté de ce traitement de chercher avant tout à ne pas nuire. « Pas d'ablutions froides ni d'hydrothérapie froide. Autrefois on croyait que le froid convenait particulièrement à ces petits malades. mais l'expérience a montré l'inverse. Ils sont très hyperesthésiques, en effet : au contraire caressez leur peau à l'aide d'eau tiède, frottez-les doucement avec des linges moelleux, vous les calmerez bien davantage ; ne leur donnez point de bains sulfureux, ni salés ; vous les exciteriez. Les bains de mer et même le voisinage de la mer sont formellement contre-indiqués.

Le bromure de potassium ne donne pas toujours de bons résultats. — La valériane vaut mieux... Evitez le fer, vous détermineriez de l'excitation ».

Gasnier parlant de l'adulte considère la suggestion hypnotique comme excellente pour guérir l'affection locale et nuisible à l'hystérie du sujet qu'elle augmente.

Terrien (1) vante également l'hypnose chez l'adulte : chez l'enfant il fait une restriction : « on peut, on le doit même (utiliser l'hypnose) quand les accidents de la névrose ont l'air de s'éterniser et de résister trop longtemps à toute autre médication. Mais dans ce cas on doit le faire avec une extrême réserve, car on est susceptible de développer chez le petit enfant, d'accroître encore son impressionnabilité déjà si grande à cet âge ». Il recommande plutôt la suggestion à l'état de veille.

---

(1) *France médicale*, 15-22 octobre 1897

Joffroy (1) donne de la suggestion hypnotique les indications et contre-indications suivantes : « comme contre-indications je signalerai le fait de n'avoir pas encore été hypnotisé, et cela devra suffire pour vous faire rejeter la suggestion hypnotique si les accidents n'ont pas la plus grande gravité.

« Et si la malade a déjà été hypnotisée, et qu'il soit même établi qu'elle soit suggestionnable, je n'aurai encore recours à la suggestion hypnotique que pour des accidents réellement graves.

« Enfin je regarderai comme contre-indication absolue le fait de se trouver en présence d'accidents non hystériques : car si la suggestion hypnotique est parfois un moyen merveilleux dans l'hystérie, en dehors de l'hystérie c'est un moyen inefficace : en particulier dans l'épilepsie et dans les différentes formes de l'aliénation mentale.

« Les indications se résument donc en un mot : forme très grave et très tenace de l'hystérie, lorsque la situation est tellement déplorable qu'on n'a plus rien à perdre et qu'en revanche on peut parfois tout gagner ».

Notre ligne de conduite en présence d'un enfant atteint de paralysie faciale hystérique sera la suivante : le guérir de sa paralysie et atténuer et étouffer en lui la diathèse hystérique.

Contre la paralysie on pourra employer les aimants, les plaques métalliques, les courants faradiques intenses. Si ces moyens ne réussissent pas on pourra encore avoir

(2) *Revue Psychiatrie*, juin-juillet 1897.

recours chez l'enfant à la suggestion à l'état de veille; car la suggestion hypnotique peut chez les jeunes sujets avoir des effets désastreux.

Le traitement curatif de l'hystérie consistera tout d'abord dans l'isolement du malade, la gymnastique médicale, l'entraînement sans exagération toutefois. Nous avons vu que M. Jules Simon (1) s'oppose à l'hydrothérapie froide, pour conseiller en revanche l'hydrothérapie tiède. M. R. Saint-Philippe (2) conseille les stations thermales douces; « Bagnères-de-Bigorre, Luchon, Ussat. Néris, Lamalou ». D'après le même auteur, les différents symptômes hystériques peuvent être avantageusement traités par les médicaments: le chloral, le trional. le sulfonal; les bromures, la teinture de cannabis; les pulvérisarions d'éther, de chlorure de méthyle.

(1) *Loc. cit*
(2) *Loc. cit*

CONCLULIONS

1° La paralysie faciale hystérique existe chez l'enfant; elle est plus rare que chez l'adulte :

2° On trouve le plus souvent des antécédents nerveux et des stigmates de l'hystérie chez les enfants qui en sont atteints;

3° La cause occasionnelle est très variable; elle peut manquer :

4° Le tableau symptomatique quoique variable renferme presque toujours un ou plusieurs caractères propres à la paralysie faciale hystérique;

5° Le diagnostic sera fait à l'aide de la constation des antécédents héréditaires et des stigmates hystériques, des symptômes particuliers à la paralysie hystérique, et grâce à l'influence de la suggestion à l'état de veille;

6° Le diagnostic de la paralysie faciale hystérique a une double importance chez l'enfant, tant au point de vue du pronostic et du traitement de l'affection locale, qu'au point de vue du pronostic et du traitement de l'hystérie chez l'enfant;

7° Les nombreuses théories émises sur la pathogénie

des paralysies hystériques en général, qui peuvent s'appliquer à la paralysie faciale hystérique montrent la difficulté de cette question qui n'est pas encore tranchée aujourd'hui ;

8° Chez l'enfant atteint de paralysie faciale hystérique on fera d'abord le pronostic de la lésion locale qui sans être assombri doit être réservé à cause des récidives et de la ténacité de certaines paralysies, on fera ensuite le pronostic de l'hystérie qui chez l'enfant est généralement bénin, le traitement aidant :

9° Enfin on traitera l'affection locale par des moyens appropriés (aimants, plaques métalliques. courants faradiques intenses, suggestion à l'état de veille) : à l'hystérie on opposera l'isolement du malade, l'entraînement modéré, l'hydrothérapie tiède, les stations thermales douces : on pourra bien se trouver de l'emploi de médicaments modérateurs nervins.

BIBLIOGRAPHIE

ANDRÉ. — Considérations sur la paralysie faciale périphérique. *Mercredi médical*, 27 mai 1891.

— Des troubles de la sécrétion salivaire dans les paralysies faciales centrales et périphériques. *Gazette hebdomadaire*, 23 décembre 1897.

BABINSKI. — Paralysies hystériques systématiques. Paralysie faciale hystérique. *C. R. de la Société médicale des hôpitaux*, 28 octobre et 16 décembre 1892.

BALLET. — Paralysie systématisée de la face chez une hystérique. *Revue de médecine*, 1888; *C. R. de la Société médicale des hôpitaux*, 14 novembre 1890 et 14 octobre 1892.

BARDOL. — L'hystérie simulatrice des maladies organiques de l'encéphale chez les enfants. *Thèse*, Paris, 1893.

BERNHARDT. — Ueber angeborene einseilige Trigeminus abducens Facialislähmung. *Neurol. Centralblatt*. Leipzig, 15 juillet 1890.

BÉZY. — L'hystérie infantile. *Abeille médicale*, 28 août 1897.

— *Midi médical*, 14 mai 1892.

— La paralysie faciale chez l'enfant. *Presse médicale*, 20 avril 1895.

BOINET. — Paralysie faciale hystérique (Communication faite par M. Gilbert Ballet). *C. R. de la Société de biologie*, 10 janvier 1891.

BONNIER. — Le signe de Ch. Bell dans la paralysie faciale périphérique. *Revue de neurologie*, 15 et 30 avril 1898.

BRANLY. — *C. R. de l'Académie des sciences,* 22 novembre 1890, 12 janvier 1891, 12 février 1894, 22 décembre 1897. *La Nature,* 28 mai 1898.

BRIQUET. — Traité clinique de l'hystérie, 1859.

BRISSAUD et LAMY. — Trois cas de paralysie périphérique chez des sujets hystériques. *Arch. gén. méd.,* septembre 1891.

BURNET. — Contribution à l'étude de l'hystérie infantile, son existence au-dessous de 5 ans. *Thèse,* Paris, 1891.

CAMPOS. — Interprétation d'un phénomène récemment décrit dans la paralysie faciale périphérique. *Progrès médical,* 12 février 1898.

DE CASAUBON. — L'hystérie chez les jeunes garçons. *Thèse,* Paris, 1884.

CHANTEMESSE. — Paralysie faciale hystérique. *Société méd hôp.,* 24 octobre 1890.

CHARCOT. — *Leçons du mardi,* 1880-89, 1891.

— *Archives de neurol.,* juillet 1891.

— Cliniques des maladies du système nerveux, 1892.

CHARCOT, BOUCHARD, BRISSAUD. — Traité de médecine, t. IV, 1894.

CHAUMIER. — L'hysterie chez les nouveau-nés et les enfants au-dessous de 2 ans. *Gazette méd. du Centre,* août 1897. *Bull. de l'Acad. de méd.,* 1er décembre 1891.

CLAUS et JACOBS. — Un cas d'hystérie chez une fillette de 8 ans. Guérison par suggestion. *Annales Soc. de méd. d'Anvers,* 1896, l. VIII.

COMBY. — Traité des maladies de l'enfance, 1895.

DAUPHIN. — Les causes d'ordre général dans l'étiologie de la paralysie faciale périphérique. *Thèse;* Paris, 1898.

DEBOVE. — Note sur l'hémispasme et l'hémiplégie hystérique. *C. R. de la Soc. méd. des hôp.,* 11 décembre 1891.

DECOUX. — *Thèse,* Paris, 1891.

DEJERINE. — Paralysie faciale périphérique avec altération de la corde du tympan sans modifications du goût et sans réaction de dégénérescence. *C. R. de la Soc. de biol.,* 1884, p. 535.

Descroizilles et du Pasquier. — Un cas de paralysie faciale hystérique. *Bulletin médical,* juin 1891.

Despaigne. — Études sur la paralysie faciale périphérique. *Thèse,* Paris, 1888.

Desplats. — Des paralysies périphériques. *Thèse d'agrégation.* Paris, 1875.

Destarac. — Trois cas de paralysie hystérique chez l'enfant. Valeur diagnostique et thérapeutique de l'électricité. *Revue intern. d'électrothér.,* 1897-98, VIII.

Dieulafoy. — Paralysie faciale. *Manuel de pathologie interne,* t. II, 1897.

Duprat. — Contribution à l'étude de l'électro-diagnostic et de l'électro-pronostic de la paralysie faciale. *Thèse,* Bordeaux, 1892.

Duval (M.). — Hypothèses sur la physiologie des centres nerveux. *C. R. de la Soc. de biol.,* 1895, p. 74 et 86.

Estorc. — Contribution à l'étude de l'électro-diagnostic. *Thèse,* Montpellier, 1883.

Féré (Ch.). — Note sur un cas de paralysie hystérique consécutive à un rêve. *C. R. de la Soc. de biol.,* 20 novembre 1886.

Féré. — La famille névropathique. *Arch. de neurol.,* 1884.

Foucher. — De la contracture secondaire des muscles de la face. *Thèse,* Paris, 1886.

François. — Essai sur les convulsions idiopathiques de la face. *Journal de la Soc. de méd. de Bruxelles,* 1848.

Freud. — *Archives de neurol.,* juillet 1893, n° 77.

Gasnier. — La paralysie faciale hystérique. *Thèse,* Paris, 1893.

Gaumeton. — Troubles oculaires de la paralysie faciale. *Thèse,* Paris, 1879.

Gerest. — Pathogénie des paralysies hystériques. *Lyon médical,* 21 août 1898.

Gilles de la Tourette. — Traité clinique et thérapeutique de l'hystérie, t. I et II, 1895.

Gintrac. — Article Face. *Dict. des Sc. méd.,* t. XIV, p. 443, 1878.

Goldspiegel (Mlle). — Contribution à l'étude de l'hystérie chez les enfants. *Thèse,* Paris, 1888.

Gouraud. — Hémiplégie et hémispasme facial hystérique. *C. R. Soc. méd. hôp.,* 18 décembre 1891.

Gouraud et Martin Dun. — Syndrome hystérique simulateur d'une lésion protuberantielle. *Arch. gén. de méd.,* mars 1892.

Grancher, Comby, Marfan. — Traité des maladies de l'enfance, t. IV, 1898.

Grasset, Rauzier. — Traité pratique des maladies du système nerveux, 1894, t. II.

Greffier. — De l'hystérie précoce. *Arch. gén. de méd.,* octobre 1882.

Guéneau de Mussy. — Leçon clinique sur la paralysie hystérique. *Union médicale,* 1867, 3 s., t. I.

Guiraud. — Essai sur l'hystérie précoce se développant chez les jeunes filles avant la puberté. *Thèse,* Paris, 1880.

Hélot. — Sur quelques cas d'hémiplégie hystérique. *Thèse,* Paris, 1870.

Hénoch. — Leçons cliniques sur les maladies des enfants, trad. de Hendrix, 1885, p. 182, n° 44918, Bib. fac.

Herrenschneider. — Paralysie du nerf facial. *Thèse,* Strasbourg, 1851.

Hitzig. — De la situation de la langue dans la paralysie faciale périphérique. *Arch. neurol.,* 1893, p. 491.

Huet. — Paralysie faciale hystérique. Leyde, Anal. in *Centralb. f. Nervenheilkunde,* juillet 1890.

Joffroy (A.). — Hystérie infantile et suggestion hypnotique. *Revue de Psychiatrie,* juin-juillet 1897.

Junin. — De l'étiologie héréditaire de la paralysie faciale dite a *frigore. Thèse,* Paris, 1888.

Lannois. — De l'hyperacousie dans la paralysie faciale et de l'influence de la mastication sur l'acuité auditive. *Lyon médical,* 12 juin 1887.

Lebreton. — Des différentes variétés de la paralysie hystérique. *Thèse,* Paris, 1869.

LÉPINE. — Pathogénie de la paralysie hystérique. *Lyon médical*, 1894, t. LXXVI, p. 461, et *Revue de méd.*, 1894, p. 726.

— Mécanisme des paralysies hystériques. *Revue de méd.*, 1896, XVI, p. 650.

LERMOYEZ. — Les paralysies du nerf facial et le voile du palais. *Presse médicale*, 7 mai 1898.

LOMBROSO. — Sulla paralysi del faciale di natura isterica. *Lo Sperimentale*, 1888, LXI.

MACARIO. — Mémoire sur les paralysies dynamiques. Paris, 1857. *Journal des connaissances médico-chirurgicales*, 1844.

MARIE et SOUZA-LEITE. — Contribution à l'étude de la paralysie hystérique sans contracture. *Revue de méd.*, 10 mai 1885.

MARINESCO. - Origine du facial supérieur. *Revue de neurol.*, 30 janvier 1898.

MESNET. — Étude sur les paralysies hystériques. *Thèse*, Paris, 1852.

NEUMANN. — De la prédisposition nerveuse dans l'étiologie de la paralysie faciale dite *a frigore*. *Union méd.*, 15 novembre, 29 novembre et 1er décembre 1888, et *Arch. de neurol.*, juillet 1887, mai 1888.

OLLIVIER. — Cours cliniques sur les maladies des enfants, 1887.

PARIS. — De l'hystérie chez les petites filles considérée dans ses causes, ses caractères et son traitement. *Thèse*, Paris, 1880.

PEUGNIEZ. — De l'hystérie chez les enfants. *Thèse*, Paris, 1885.

PICOT. — Leçons de clinique médicale, 2e série, 1892.

PIERRESSON. — Diplégie faciale. *Arch. gén. de méd.*, août et septembre 1867.

PIPET. — De la paralysie hystérique. *Thèse*, Paris, 1862.

PITRES. — Leçons cliniques sur l'hystérie, t. I, 1891.

PUPIN. — Le Neurone et les hypothèses histologiques sur son mode de fonctionnement. Théorie histologique du sommeil. *Thèse*, Paris, 1896.

PUTÉGNAT. — Causes de la paralysie faciale. *Journal de méd. de Bruxelles*, 1847.

Rabbe. — Contribution à l'étude de la paralysie faciale dans le zona. *Thèse*, Paris, 1896.

Rauzier. — Origine névropathique de la paralysie périphérique dite *a frigore*. *Médecine mod.*, 30 avril 1898.

Rendu. — Hystérie chez un saturnin ; hémiplégie droite incomplète ; hémianesthésie ; hémispasme facial. *C. R. Soc. méd. des hôp.*, 4 décembre 1891.

Richer (Paul). — Paralysies et contractures hystériques. Traité 1892.

Richer et Gilles de la Tourette. — Sur les caractères cliniques des paralysies psychiques expérimentales. *C. R. Soc. biol.* Paris, 1884, t. XII.

Riegel. — Zur Lehre von den hysterischen Affectionen der Kinder. *Zeitschrift für klin. med.*, 1883, VI.

Roger (Henri). — Paralysie de la face chez les enfants. *Gazette des hôp.*, 1863, p. 209.

Schlapoberski. — Ueber recidivirende Lähmung bei der Hysterie. Berlin, 1893.

Simon (J.). — Des fausses paraplégies chez les garçons hystériques. *Bulletin méd.*, 1893, VII, p. 1131.

Souques. — Contribution à l'étude des syndromes hystériques simulateurs des maladies organiques de la moelle. *Thèse*, Paris, 1891.

Stoicesco. — *Revue de neurol.*, 30 septembre 1893.

Terrien. — Hystérie infantile en Vendée. *France méd.*, 15, 22, 29 octobre 1897.

Testaz. — Paralysie douloureuse de la septième paire. *Thèse*, Paris, 1886-87.

Tournant. — Sur un cas de paralysie alterne hystérique simulant le syndrome de Millard Gubler. *Thèse*, Paris, 1892.

Valot. — Contribution à l'étude de la paralysie faciale périphérique. *Thèse*, Paris, 1896.

Vassal. — *Thèse*, Paris, 1891.

Zappert. — Étiologie des affections nerveuses chez les enfants. *Wiener. med. Wochenschrift*, 15 et 29 mai 1897.

CHARTRES. — IMP DURAND, RUE FULBERT

www.ingramcontent.com/pod-product-compliance
Ingram Content Group UK Ltd.
Pitfield, Milton Keynes, MK11 3LW, UK
UKHW020427230726
13925UKWH00004B/1630

9 782014 049558